CONGRÈS PÉRIODIQUE

DE

GYNÉCOLOGIE, D'OBSTÉTRIQUE ET DE PÆDIATRIE

UNE OBSERVATION

DE

MYXŒDÈME CONGÉNITAL

PAR LE

Dᵣ CHALLAN DE BELVAL

MARSEILLE

IMPRIMERIE ET LITHOGRAPHIE DU JOURNAL DE MARSEILLE

6, Rue Sainte, 6

1900

CONGRÈS PÉRIODIQUE

DE

GYNÉCOLOGIE, D'OBSTÉTRIQUE ET DE PÆDIATRIE

UNE OBSERVATION

DE

MYXŒDÈME CONGÉNITAL

PAR LE

D' CHALLAN DE BELVAL

MARSEILLE

IMPRIMERIE ET LITHOGRAPHIE DU JOURNAL DE MARSEILLE

6, Rue Sainte, 6

—

1900

UNE OBSERVATION DE MYXŒDÈME CONGÉNITAL

Par le Dr CHALLAN DE BELVAL

Le myxœdème dont Gutt, de Londres, a, je crois le premier, fait un entité morbide, est, dans la toute première enfance sinon très rare, du moins de diagnostic assez délicat pour motiver encore la production des faits cliniques qui s'y rapportent. De fait, j'en dois, personnellement, la première observation, chez un enfant de trois ans, à mon ami le Professeur Régis, de Bordeaux, et je sais bon nombre de médecins qui, bien que fréquentant les hôpitaux, n'ont jamais eu l'occasion de le rencontrer. Ainsi s'explique bien évidemment, l'hésitation de plusieurs d'entre eux appelés à soigner l'enfant qui fait l'objet de cette observation et qui, tous n'ont vu, chez lui, qu'un état de débilitation générale, dont on ne s'expliquait ni la cause, ni l'origine.

Cet enfant, né le 22 février 1895, paraît bien, en effet, la victime de cet état constitutionnel, conséquence d'un trouble général des fonctions de la nutrition que Villemin, du Val-de-Grâce, nous désignait sous le nom de scrofulisme, et qui aboutit généralement à la tuberculose. Ses parents, cependant, sont jeunes, de bonne constitution et ne présentent aucune tare originelle. Mais la mère, une première fois accouchée au forceps et atteinte, par suite de déchirures du col, probablement d'un léger prolapsus qui l'oblige encore au port continu d'une ceinture abdominale, a été, pendant sa deuxième grossesse, cruellement éprouvée par la mort de son premier enfant superbe de santé, dit-elle, et cependant rapidement enlevé par une méningite qu'elle crut être la conséquence tardive de l'application du forceps. A partir de ce moment, en effet, elle fut sujette à de terribles hallucinations, même pendant la veille. Elle se croyait entraînée à porter son enfant à l'ouverture d'un puits dont elle connaissait parfaitement l'emplacement dans une propriété de sa famille, et là, malgré ses efforts, malgré ses cris d'appel, l'enfant lui échappait ; elle entendait nettement sa chute dans l'eau et s'enfuyait alors épouvantée, éprouvant le besoin de courses folles au grand air, en proie à une véritable exaltation religieuse, et n'osant pas faire connaître, même à son mari, les causes de son affolement. De plus, elle était sujette à de fréquents vertiges, à de la céphalée, à une lassitude générale, à de l'inappétence et à une constipation qui dénotaient, manifestement, soit une insuffisance d'élimination, soit plutôt une surproduction de toxines organiques.

Et quand vint son second enfant, six mois après la mort du premier, il lui parut si chétif, si misérable d'aspect, qu'elle se refusa à le laisser peser, ne le croyant pas viable. Elle voulut, cependant, elle-même le nourrir et le fit courageusement pendant neuf mois ; mais, toujours atteinte de cette même contention d'esprit, fréquemment obsédée des mêmes hallucinations, généralement sans appétit, n'aimant que la bière et incapable enfin de se débarrasser de sa constipation. Aussi l'enfant, pendant cette période d'allaitement, demeura débile, somnolent, parfois même atteint de quelques mouvements convulsifs, et ne se développant pas. De fait, et bien qu'il fut alors confié à une excellente nourrice, sous les yeux même de sa mère, à 15 mois il mesurait seulement 0.67 centimètres et son poids ne dépassait pas 9 kilogrammes. Actuellement encore, avril 1898, bien qu'ayant plus de 2 ans, il pèse seulement 10 kilogrammes, et sa taille ne dépasse pas 0.70 centimètres. A la vérité, dans le courant de l'hiver, il a été, coup sur coup, atteint de rougeole et de broncho-pneumonie, puis d'erythème scarlatiniforme, d'oreillons et d'otite externe. Et cette succession d'accidents parut, à la plupart des médecins qui le virent alors, expliquer suffisamment ce singulier retard dans son développement. Mais très inutilement il fut soumis à une alimentation spéciale reconstituante, inutilement, on lui fit prendre du phosphate de chaux, de l'huile de morue, vainement on lui fit habiter les bords de la mer, il n'en demeura pas moins dans un état de débilité physique et intellectuelle véritablement inquiétant. En réalité donc, aux yeux de tous, il présentait l'ensemble symptomatique du ralentissement général de la nutrition et d'une insuffisante oxygénation avec prédominance marquée du système lymphatique. Telle fut du moins l'appréciation du médecin qui le soignait alors et qui voulut bien m'en entretenir, lorsqu'il vint me le confier à Marseille. Or, dès mon premier examen, je fus frappé de son aspect crétinoïde. Sa tète, relativement volumineuse par suite de l'agrandissement apparent du diamètre bipariétal, recouvert de cheveux courts et rudes au toucher, son front sillonné de plis, ses oreilles larges, écartées, son nez épaté, à narines béantes, ses yeux ternes, bridés, sans vie, atteints d'un léger strabisme convergent, sa bouche démesurée presque complètement dépourvue de dents (six incisives seulement) et dont s'échappe presque constamment la langue, en un mot son état de dégradation générale est véritablement typique. Alors, me revint le souvenir de ce que m'avait montré Régis. Je remarquai l'étroitesse de la poitrine, en contraste avec le développement exagéré d'un ventre en besace, des membres grêles terminés par des pieds relativement énormes et comme boursouflés, puis, surtout, toute la peau du corps rude, pelliculeuse, froide au toucher, d'apparence œdématiée et comme sillonnée de vergetures bleuâtres dénotant une manifeste altération circulatoire. Enfin, une attentive exploration de la région thyroïdienne parut me démontrer, sinon l'absence complète, du moins une atrophie considérable de la glande. J'acquis, de plus, la certitude que l'enfant était très impressionnable au froid, que sa température rectale ne dépassait pas habituellement

36°,4 à 36°,6 au maximum, qu'il était incapable de se tenir debout sans appui, que son urine, très peu abondante, était habituellement chargée de dépôts uro-phosphatiques, qu'une constipation rebelle alternait, parfois, avec de la diarrhée suivie de véritables accès de boulimie. Mais j'eus aussi la satisfaction de constater que ce misérable enfant, bien qu'étant incapable d'articuler aucun son et ne sachant que pousser quelques cris gutturaux d'une étrange raucité, paraissait cependant vaguement reconnaître les personnes qui s'occupaient de lui, éprouver, même, une sorte de réveil à l'appel de sa mère, manifester, par son attitude, parfois de l'impatience, parfois de la frayeur; il avait, par conséquent, au moins une apparence de mémoire et alors, je fus tout heureux, de pouvoir nettement déclarer à la mère que son enfant guérirait, qu'il ne serait ni un crétin ni un idiot, ainsi que le lui avaient fait craindre de charitables amies, qu'il était seulement retardé dans son évolution normale et parfaitement susceptible de développement tant intellectuel que physique. Et, tout de suite, je conseillai le traitement spécifique.

L'enfant partait, le jour même, pour Salins-Moustier. Pendant un mois, il y suivit, sans amélioration sensible, le traitement hydro-thermal. Alors seulement, et sur mes indications, le D^r d'Arbois de Jubainville institua la médication thyroïdienne qui fut méthodiquement suivie, en débutant par des doses de 0.10 centigrammes de glande thyroïde desséchée, portées graduellement jusqu'à 0.25 centigr., et administrées pendant 4 à 6 jours consécutifs avec interruption et repos complet de toute médication pendant 3 ou 4 jours. Le régime alimentaire fut de même étroitement surveillé. « Pendant cette période du 10 juillet au 31 août, m'écrit le D^r d'Arbois, cette médication s'est poursuivie régulièrement, sans autre incident que, parfois, un léger vomissement. Le pouls n'a pas changé, il n'y a eu ni dyspnée, ni fièvre, ni éruption d'aucune sorte, et je constate une évidente amélioration de l'état général, malgré la rapidité avec laquelle s'effectue l'évolution dentaire. »

C'est un fait, du reste, des plus remarquables, et sur lequel Régis a tout spécialement appelé l'attention, que cette rapidité de l'évolution dentaire sous l'action du traitement spécifique.

Dès le 5 septembre, en effet, au retour de l'enfant à Marseille, je constate une amélioration que je n'osais assurément pas espérer aussi sensible. Non seulement il a complètement changé d'aspect, paraît beaucoup plus vif, beaucoup plus éveillé, dort mieux et mange avec un appétit plus régulier, a presque complètement évolué sa première dentition ; mais encore et surtout sa peau qui était ridée, sèche, terreuse, pelliculeuse, marbrée de vergetures, froide et rugueuse au toucher, a repris à peu près l'aspect normal, et même redevient parfois sudorale. De plus, la température anale s'est sensiblement relevée et se maintient généralement entre 36°,8 et 37°, la cyanose a presque disparu ; l'intelligence se manifeste plus clairement et par une activité plus grande, les yeux sont plus brillants, plus expressifs, non seulement enfin la station debout est devenue facile, mais encore l'enfant marche presque sans hésitation, et si la voix ne s'est pas encore sensiblement modifiée, si elle n'est pas encore articulée, les cris, cependant, paraissent moins rauques, moins gutturaux. Je constate surtout que sous l apparence d'un amaigrissement qui n'est, en réalité, que la conséquence d'une sorte de rétraction cutanée, le poids réel du corps a très sensiblement augmenté, s'élevant, de 10 kil. 800 qu'il était le 20 juin, à 12 kil. 750 qu'il est actuellement, consacrant, par conséquent, en moins de 4 mois, une progression régulière totale de près de 2 kilogr. La taille a suivi, du reste, la même progression. Au mois d'avril, elle ne dépassait pas 0.70 cent., actuellement elle est de 0.84 cent., c'est-à-dire qu'elle a augmenté de 0.14 centimètres en moins de cinq mois. Enfin, l'urine si rare, il y a quelques mois à peine, dépasse actuellement 400 centimètres cubes en 24 heures, et sa composition a subi des variations qui me paraissent mériter une certaine attention, parce que je les considère comme étant un des meilleurs indices de la régularisation des fonctions vitales d'assimilation et de désassimilation. De fait, une analyse faite le 28 juin par le Dr Beunat, pharmacien-major de l'armée, nous la révèle contenant pour ses 200 centimètres cubes d'excrétion en 24 heures, 8 gr. de matières extractives solides fixes à 100° avec une acidité totale en acide phosphorique de 0.32, un poids de 5.90 d urée, de 0.20 cent. d'acide urique, de 0.80 cent. d'acide phosphorique et de 0.97 de chlore. Or, dès le 28 juillet, c'est-à-dire après 15 jours seulement de traitement l'émission de l'urine s'est élevée à 340 centimètres cubes avec 14 gr. de matières solides, 0.53 d'acidité totale, 6 gr. 70 d'urée, 0.25 d'acide urique, 1 gr. 17 d'acide phosphorique et 2 gr. 07 de chlore.

Enfin le 28 septembre, dans une émission qui dépasse 400 centimètres cubes, le Dr Jacquème relève 14 gr. de matières fixes, 0.27 d'acidité phosphorique, 7 gr. 50 d'urée, 0.22 d'acide urique, 0.64 d'acide phosphorique, 3 gr. 12 de chlorures en 1 gr. 84 de chlore. Cette série d'analyses nous montre donc, en outre d'une progression constante dans la quantité des urines, une augmentation graduelle du poids de l'urée et des chlorures, en correspondance avec des coefficients de Bouchard régulièrement décroissants de 74 % le 28 juin à 54 % le 28 septembre, qui dénotent des échanges nutritifs de plus en plus réguliers, au grand bénéfice de l'organisme tout entier Je cite, du reste, ces chiffres, sans vouloir trop insister sur leur interprétation, car il y aurait peut-être quelque réserve à faire si j'avais à les considérer non par rapport avec la quantité quotidienne de l'urine, mais bien par rapport au poids de l'enfant, et conformément aux toutes récentes données urologiques du Dr Bézy.

Evidemment du reste, cet enfant n'est pas guéri, il ne le sera pas de longtemps, mais il a réalisé déjà une telle amélioration dans son état général, physique et intellectuel, que toutes les personnes de son entourage en sont manifestement frappées.

Je ne veux donc tirer de cette observation que cette conclusion : Elle confirme, une fois de plus, la conception que notre président, le Professeur Pinard, si judicieusement rappelée dans le récent travail du Dr Bouffé de St-Blaise, et attribuant à une intoxication spéciale à la grossesse certains troubles organiques observés aussi bien chez la femme que, très certainement aussi, chez l'enfant qu'elle porte. N'est-il pas tout naturel, du reste, d'admettre que des accidents survenus chez la mère doivent, nécessairement, retentir jusqu'au produit de sa conception.

Dans cette évolution que je viens de rapporter et très probablement sous une influence morale, la constitution chimique du milieu, notamment celle du sérum sanguin et des diverses sécrétions, s'est altérée ; et l'intoxication qui a été la conséquence de cette altération s'est répercutée sur le produit de la conception. Sans doute, les manifestations aiguës n'ont pas été tout de suite apparentes, on a pu constater seulement un état relativement chétif et de misérable aspect. Et les accidents de l'intoxication ne se sont réellement montrés qu'après la période d'allaitement maternel, avec l'alimentation mixte, et comme pour montrer une fois de plus, que cette alimentation crée une proportion plus considérable de toxines, dont l'insuffisante élimination se traduit par divers accidents. C'est montrer toute l'importance d'un fonctionnement normal de la glande thyroïde bien évidemment chargée, comme la plupart des glandes du reste, de fournir à l'organisme les éléments de défense nécessaires à l'élimination rapide des poisons naturels qui sont la conséquence forcée des fonctions de la vie. Cela ne modifie pas la très rationnelle conception d'une intoxication antérieure.

Qu'il me suffise enfin de constater encore la rapidité avec laquelle le traitement spécifique a manifesté son action, la facilité avec laquelle une dose trop élevée du médicament peut parfois provoquer des accidents, qu'il suffit, du reste, de connaître pour s'en garer immédiatement, et enfin l'importance considérable du régime alimentaire. J'ai pu nettement constater, en effet, aussi bien avant le traitement que pendant son application, que les accidents se manifestaient toujours plus intenses dès que l'enfant, sans cesser l'alimentation lactée, acceptait cependant des aliments plus complexes tels notamment que les jus de viande ou les œufs qui, très habituellement, ont provoqué parfois de la diarrhée, parfois des vomissements, toujours une certaine agitation fébrile.

Je n'insiste pas davantage : qu'il me suffise de conclure :

Le myxœdème congénital ou infantile est plus fréquent, peut-être, que pourrait le faire supposer la difficulté de son diagnostic de début.

Il est parfois, sans doute, la conséquence d'une intoxication spéciale survenue dans le cours de la grossesse, et répercutée sur le produit de la conception.

Il est, dans tous les cas, et l'efficacité manifeste du traitement pourrait suffire à le démontrer, un indice, sinon de la suppression, du moins de l'insuffisance d'un fonctionnement normal de la glande thyroïde, appelée, très vraisemblablement, à fournir, à l'organisme les éléments nécessaires soit à l'élimination rapide, soit peut-être à la transformation des toxines qui résultent surtout de l'assimilation et de la désassimilation des aliments azotés.

Si les manifestations toxiques sont moins appréciables dans la toute première enfance, c'est que, bien certainement, l'alimentation exclusivement lactée fournit beaucoup moins de déchets, que, par conséquent, l'insuffisance du fonctionnement de la glande thyroïde est alors de moindre nécessité. J'ajoute : Le traitement thyroïdien, pour réaliser l'efficacité qu'on est très légitimement en droit d'en attendre, doit être, non pas seulement conduit avec autant de prudence que de persévérance, mais en outre combiné avec une abstention aussi complète que possible de tous les aliments azotés riches. C'est là, du reste, ce qu'avait déjà recommandé Schiff à propos des accidents survenus chez ses opérés de goître et dès lors incapables de débarrasser l'organisme des nombreux déchets toxiques que fournissent surtout les aliments azotés riches tels notamment que la viande.